RECHERCHES

SUR LA

GUÉRISON DU PNEUMOTHORAX

CHEZ LES PHTHISIQUES

PAR

Martin ROUANET

DOCTEUR EN MÉDECINE DE LA FACULTÉ DE PARIS

Médecin stagiaire au Val-de-Grâce

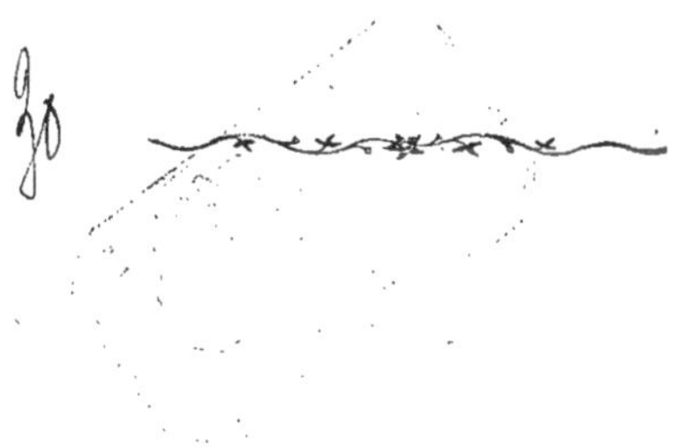

PARIS

ALPHONSE DERENNE

52, Boulevard Saint-Michel, 52

1883

RECHERCHES

SUR LA

GUÉRISON DU PNEUMOTHORAX

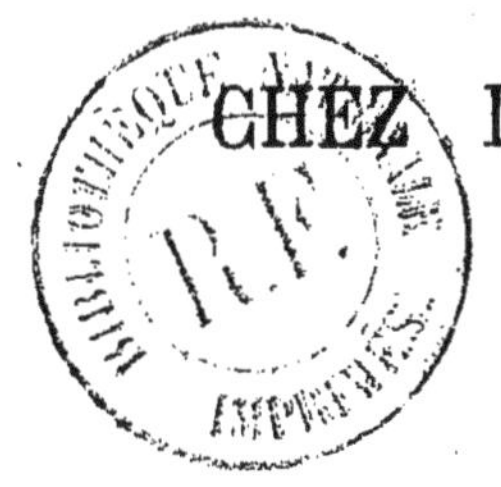

CHEZ LES PHTHISIQUES

PAR

Martin ROUANET

DOCTEUR EN MÉDECINE DE LA FACULTÉ DE PARIS

Médecin stagiaire au Val-de-Grâce

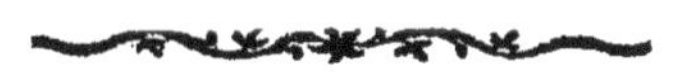

PARIS

ALPHONSE DERENNE

52, Boulevard Saint-Michel, 52

1883

A MON PÈRE, A MA MÈRE

A MES ONCLES, A MES TANTES

A MES AMIS

A MON PRÉSIDENT DE THÈSE

M. LE PROFESSEUR LABOULBÈNE

RECHERCHES

SUR LA GUÉRISON DU PNEUMOTHORAX

CHEZ LES PHTHISIQUES

AVANT-PROPOS

La plupart des auteurs qui, depuis Itard, ont étudié la marche clinique du pneumo-thorax chez les tuberculeux ont été d'un unanime accord pour reconnaître que cet accident était presque constamment mortel. Itard (1) écrivit sa thèse en 1803 et ce n'est que plus de trente ans après que la première observation détaillée de guérison a été publiée par Beau (2) dans les *Archives de médecine* de 1834. Depuis cette époque un assez grand nombre de mémoires, de thèses, d'observations ont cherché à montrer que le pronostic du pneumo-thorax chez les phthisiques n'était pas nécessairement fatal, que, non-seulement la vie est compatible avec une lésion aussi grave pendant un temps plus ou moins long, mais que dans un certain nombre de cas, la

1. Itard. Dissertation sur le pneumo-thorax ou les congestions gazeuses qui se font dans la plèvre. Th. Paris 1803.

2. Beau. *Archives de médecine* 1834.

guérison pouvait être définitivement établie et complète. Nous avons cherché à recueillir dans la littérature médicale tous ces faits épars, à les classer et à tirer de leur étude quelques indications cliniques et thérapeutiques.

L'histoire d'un malade que nous avons pu étudier et suivre dans le service de M. Siredey à Lariboisière, et dont nous devons l'observation à l'obligeance de son interne, avait depuis longtemps attiré notre attention sur ce point intéressant de l'histoire du pneumo-thorax, que nous regrettons de ne pouvoir qu'effleurer, le temps nous faisant défaut pour traiter à fond ce sujet.

Nous avons l'intention dans ce petit travail de passer en revue les diverses observations que nous avons pu recueillir sur la matière, de chercher ensuite à comprendre le mode de guérison du pneumothorax chez les tuberleux, puis enfin, après un exposé des symptômes cliniques, d'en tirer quelques déductions au point de vue du rôle que devra remplir le médecin en pareil cas. Tout d'abord je remercie M. Laboulbène de l'honneur qu'il me fait en acceptant la présidence de ma thèse.

HISTORIQUE

C'est en 1803 que parut le premier mémoire important sur le pneumothorax, la thèse d'Itard (1). « Dissertation sur le pneumothorax ou les congestions gazeuses qui se forment dans la plèvre. » Laënnec (2) dans son Traité de l'auscultation donne une description si complète du pneumothorax, des phénomènes d'auscultation qu'il présente qu'aujourd'hui même les pages qu'il a écrites à ce sujet peuvent être lues sans qu'on puisse presque rien y ajouter. Après lui, Louis dans son « traité de la phthisie, » Andral dans « ses cliniques. » Regnaud et enfin Saussier en 1841 (1), dans une thèse fort remarquable reprennent et remanient le sujet sans y ajouter grand chose. Beau, Castelnau, Guérard, Barth et Roger, Bricheteau publient de nombreux faits de pneumothorax tuberculeux et étudient la question au point de vue de l'interprétation et de la pathogénie des phénomènes d'auscultation et de percussion. Parmi tous ces auteurs Beau (2), le premier, dans les *Archives de médecine* en 1834 relate une observation de guérison de pneumothorax chez un tuberculeux, observation complète et détaillée, laissant difficilement subsister

1. Th. Itard. Paris 1803.
2. Laënnec. *Traité de l'auscultation médiate.*
1. Saussier. Thèse Paris 1841.
2. Beau. *Loc. cit.*

des doutes dans l'esprit. Laënnec cependant, avant lui, dans son tome II, du Traité de l'auscultation avait trouvé à l'autopsie d'un individu dont l'histoire clinique n'est pas relatée, un pneumothorax sans fistule pulmonaire avec cicatrice sur la face externe du poumon, mais il semble admettre là plus volontiers l'existence d'un pneumothorax essentiel plutôt que la cicatrice d'une perforation pulmonaire. Saussier (1) dans sa thèse cite 81 cas de pneumothorax chez des tuberculeux et ne mentionne pas un seul fait de guérison certaine.

En 1853 paraît le mémoire de Woillez (2) : « Guérison spontanée des perforations pulmonaires d'origine tuberculeuse, » travail très original et contenant deux faits nouveaux personnels et quelques autres empruntés à des auteurs contemporains. Il montre jusqu'à l'évidence que les fistules pulmonaires d'origine tuberculeuse peuvent se cicatriser ; les faits constatés anatomiquement sont nombreux et irréfutables. En 1854, Legendre (3) présente à la *Société médicale des hôpitaux* un nouveau cas de guérison, puis successivement en France Béhier, en Allemagne, Skoda, Niemeyer, en Angleterre Stokes, Graves publient des cas analogues. Dans ces dernières années, Vigier (4) dans sa thèse, en 1872, apporte quelques observation nouvelles au contingent nombreux qui existe déjà.

Elles n'en ont pas moins été acceptées pendant longtemps

1. Saussier. *Loc. cit.*.

2. Woillez. *Archives de médecine* 1853.

3. Legendre. *Bulletin Société médicale des hôpitaux.* tome II 1854.

4. Vigier. Pneumothorax chez les tuberculeux. Paris 1872.

avec une certaine défiance, et Grisolle (1) en parlant des cas de guérison du pneumethorax chez les phthisiques dit qu'il n'en a jamais observé lui-même.

Graves (2) qui admet le pneumathorax essentiel incline à penser également que ces cas de guérison sont exceptionnels. Valleix (3) dit : « La terminaison a toujours été mortelle dans les cas que nous avons examinés, où l'origine était tuberculeuse ; on peut donc regarder la maladie comme constamment mortelle. On a vu en effet que dans les cas de perforation la terminaison a toujours été fatale et que ceux où l'on a obtenu la guérison, laissent, pour la plupart du moins, des doutes sur l'exactitude du diagnostic. »

Il est une question fort intéressante dans l'histoire du pneumothorax, c'est celle de son influence sur la marche de la tuberculose pulmonaire ; dans la plupart des cas les symptômes sont aggravés, mais dans certaines conditions, Hérard, Pidoux et même Laënnec avaient observé une amélioration notable dans l'état général du malade. Dans la *Gazette hebdomadaire* de 1872 il nous semble avoir lu des observations à l'appui de cette thèse, mais ce chapitre de la question nous entraînerait trop loin et ne rentre pas dans le cadre que nous nous sommes tracé au début de ce travail.

1. Grisolle. *Traité de Pathologie interne*, t. II. p. 425.
2. Graves. *Clinique médicale*. Annotation par Jaccoud.
3. Valleix. Guide du médecin praticien V[e] édition 1866.

OBSERVATIONS

Observation I, Laënnec (résumée) (1).

Phthisie pulmonaire; mort par une autre cause. A l'autopsie, cicatrisation ancienne d'une perforation vers le sommet du poumon droit, avec épanchement aériforme dans la plèvre, pris pour un pneumothorax essentiel.

Homme d'environ 65 ans, de forte constitution, il fut apporté dans la nuit à l'hôpital Necker et mourut quelques heures après. A l'autopsie, pneumothorax du côté droit sans épanchement liquide; le poumon droit était libre d'adhérences, excepté au sommet; vers la partie latérale moyenne du lobe supérieur, existait un faisceau de lames fermes, de la grosseur du pouce et d'environ un pouce de longueur; en rompant cette adhérence on aperçut à la surface du poumon une petite ouverture ovale d'environ une ligne et demie de diamètre; elle communiquait avec une cavité qui aurait pu contenir une orange, à parois rugueuses. Les deux poumons étaient infiltrés de tubercules.

Observation II

Beau. *Archives de médecine* 1834. Le fait a été signalé également dans les cliniques de Bricheteau de l'hôpital Necker.

C'est le premier exemple d'une perforation pulmonaire tuberculeuse observée avec quelques détails cliniques.

1. *Traité d'auscultation*, 3e édition, t. II p. 419, obs. 38.

Il s'agit d'un sujet âgé de 27 ans qui fut admis à Necker avec les signes d'une perforation pulmonaire et hydropneumothorax : respiration amphorique, tintement métallique, bruit de succussion etc. Un mois après on ne perçoit plus de respiration amphorique, ni de fluctuation, ni de tintement métallique, mais seulement une résonnance métallique après chaque effort de toux ou de sputation et après chaque syllabe prononcée par le malade.

Mort quinze jours après, et deux mois après le début du pneumothorax.

A l'autopsie : Tubercules dans les deux poumons, hydropneumothorax droit avec une assez forte quantité de liquide refoulant le foie et le médiastin et immergeant une fistule pulmonaire oblitérée (au niveau d'une caverne) par une pseudo-membrane étoilée et auprès de laquelle des brides existaient entre les deux plèvres.

« C'est une observation bien nette d'une fistule cicatrisée ; malgré la présence de l'air dans le thorax, les symptômes du pneumothorax avaient disparu presque complètement. »

Observation III Chalmers (1), (résumée).

Pneumothorax du côté droit dans le cours d'une phthisie tuberculeuse ; deux thoracentèses ; disparition des signes du pneumothorax ; mort dix mois après. Cicatrisation d'une fistule pulmonaire à l'autopsie.

Une anglaise de 26 ans, atteinte de phthisie pulmonaire, présentait des signes évidents de pneumothorax par perforation ; sonorité tympanique, respiration amphorique, résonnance métallique de la voix et de la toux, sans tintement métallique ; bruit de succussion hyppocratique. Quatre mois et demi plus tard, accroissement du liquide, qui nécessite deux thoracentèses à deux mois d'intervalle. Après la seconde opération, aucun signe de pneumothorax ; mort l'année suivante.

1. Guy's Hospital reports. 1852. — *Archives de médecine*, mai 1853.

On trouve à l'autopsie le poumon droit adhérent vers la partie inférieure surtout à un point où une fausse membrane clôt une vieille caverne remplie d'une espèce de bouillie blanche d'aspect crétacé. Il y avait ailleurs dans le poumon des tubercules et des cavernes.

Cette observation est aussi nette et concluante que possible; une fois le pneumothorax créé, période plus ou moins longue sans phénomènes graves, puis épanchement liquide qui nécessite la thoracentèse, enfin disparition des signes de la perforation pulmonaire et de la présence de gaz dans la cavité pleurale.

Observation IV

Culmann (1) rapporte un cas moins concluant quoiqu'il prouve cependant la possibilité de la cicatrisation d'une fistule pulmonaire.

Il s'agit d'un homme de 20 ans, qui fut pris d'un pneumothorax gauche d'origine tuberculeuse; tous les symptômes étaient aussi complets que possible; mais ils persistèrent, dit Culmann, jusqu'à la mort qui survint quarante-et-un jours après. A l'autopsie on peut constater une cicatrice au sommet du poumon gauche en rapport avec une caverne superficielle.

Dans cette observation la présence du liquide n'est pas signalée dans la cavité pleurale, *tous* les symptômes avaient-ils persisté jusqu'à la mort, avec leurs mêmes caractères ?

1. Culmann. De la consonnance et de ses rapports avec l'auscultation des voies respiratoires. — Strasbourg 1852.

Observation V, Woillez (1), (résumée).

Phtisie pulmonaire; symptômes d'hydropneumothorax gauche. Guérison rapide de cette complication.

Le nommé Letellier, 32 ans, ouvrier compassier, entre le 4 août 1882 à l'Hôtel-Dieu, dans le service de M. Louis. Antécédents tuberculeux manifestes. 2 août. Apparition d'une douleur vive au niveau du mamelon gauche, dyspnée intense. Fièvre. L'auscultation dénote à gauche une respiration bronchique au sommet avec bronchophonie marquée. Pas de souffle amphorique, pas de voix ni de tintement métalliques. Matité et absence du murmure respiratoire jusqu'à l'épine de l'omoplate. Bruit de succussion hippocratique très net, perçu par le malade lui-même. Signes de tuberculisation au sommet droit, très nets. Disparition du bruit de succussion huit jours après ; vingt jours après résorption presque complète de l'épanchement. Bruits de frottement.

Comme le fait remarquer Woillez « l'existence de la perforation est démontrée par les signes de tuberculose évidents chez le malade et par la douleur vive avec oppression survenue deux jours avant l'admission à l'hôpital précisément du côté de la poitrine où la fluctuation fut ensuite perçue. Cette perforation se sera très vite guérie, probablement même avant l'entrée du sujet à l'Hôtel-Dieu, puisqu'il n'a été constaté alors aucun autre signe amphorique que celui de succussion. On peut concevoir en effet, qu'en pareil cas la perforation se soit cicatrisée après avoir donné passage à une certaine quantité d'air dans la plèvre et l'a-

1. Woillez. *Archives de médecine* 1853.

voir enflammée. Peut-être la perforation s'est-elle ouverte dans la scissure interlobaire du poumon où l'accolement des faces opposées de la scissure est facile. »

Observation VI

Woillez. — (résumée) (1).

Il s'agit d'un homme de 21 ans, tuberculeux, pris subitement d'un pneumothorax droit avec tous les symptômes connus, douleur, dyspnée, souffle amphorique, succussion hippocratique, toutefois pas de tintement métallique. Trois mois après, la respiration s'entend dans la moitié supérieure du poumon droit, les signes amphoriques ont disparu, la succussion persiste jusqu'à la mort qui survint 8 mois et demi après le début et fut déterminée par l'apparition d'une méningite tuberculeuse. A l'autopsie on trouva le sommet du poumon adhérent et aucune trace de perforation; on constate en outre une fausse membrane à ce niveau recouvrant l'ouverture d'une caverne tuberculeuse superficielle, tapissée par une fausse membrane contournant et recouvrant les bords de l'ouverture pour se confondre avec le tissu cellulaire sous-pleural.

Observation VII

Legendre. — (résumée) (2).

Il s'agit d'un pneumothorax gauche ayant débuté peu bruyamment chez une femme de 28 ans, atteinte de tuberculose pulmonaire de-

1. Woillez, *loc cit.*
2. Legendre, *Bulletin de la Société médicale des hôpitaux*, 13 déc. 1854, tome II, page 339.

puis longtemps. Respiration amphorique; voix et tintement métallique; pas de succussion hippocratique; pas d'épanchement consécutif.

Quarante jours après Legendre put constater la guérison complète. Aux deux sommets persistaient des signes de tuberculose.

Nous voyons ici un pneumothorax guérir sans formation d'épanchement, contrairement à ce qui existe dans la plupart des cas. Legendre pensait que cette absence d'épanchement consécutif avait favorisé la cicatrisation de la fistule pulmonaire (?)

Observation VIII, Béhier (1).

Homme de 38 ans, tailleur de pierres, sans antécédents héréditaires tuberculeux. Hémoptysies en 1834, puis en 1836 douleurs vagues dans la poitrine. Le 20 septembre de cette année, il fut pris d'une toux violente au milieu de laquelle il ressentit une vive douleur dans le côté droit de la poitrine, avec difficulté de respirer. Le 27 septembre on constate du côté droit tous les symptômes d'un pneumothorax, dilatation des espaces intercostaux, immobilité de la paroi thoracique; souffle amphorique à la partie supérieure, voix métallique, tintement métallique, matité de la base jusqu'à l'épine de l'omoplate; absence de respiration à ce niveau. Bruit de succussion hippocratique manifeste.

Le 6 novembre, les signes de l'épanchement s'accentuent de plus en plus, refoulant en quelque sorte les signes de l'existence d'une collection gazeuse vers la partie supérieure de la poitrine. La fièvre fut assez vive à un moment; diarrhée, sueurs nocturnes; craquements à timbre métallique au sommet droit. Au 29 décembre, les signes de l'épanchement étaient moindres; la respiration s'entendait sans timbre amphorique dans la moitié inférieure qui reste mate; à la partie

1. Béhier. *Conférence de Clinique médicale de la Pitié* (1881-1882).

périeure, pas de sonorité exagérée et seulement dans les efforts de toux, lorsque le malade parle à haute voix ou lorsqu'il fait une inspiration profonde, tous ces actes retentissent encore au sommet du côté droit, en avant avec un petit timbre amphoro-métallique, sorte de reste des phénomènes précédents. Enfin dans lemois de janvier 1837, le malade étant parfaitement guéri fut renvoyé de l'hôpital.

Observation IX, Béhier (1).

Homme de 23 ans, atteint de tuberculose pulmonaire depuis plusieurs mois; apparition du pneumothorax le 19 mars 1862, matité dans la moitié inférieure du poumon droit; sonorité exagérée au-dessus. Souffle et voix amphoriques. Tintement métallique, non douteux lié à des râles du sommet; cependant pas de fluctuation hippocratique.

27. — Tintement métallique a presque disparu; même phénomènes stéthoscopiques. L'épanchement est sensiblement augmenté.

10 avril. — Tous les phénomènes amphoriques et métalliques ont complètement disparu. Matité dans la moitié inférieure; voix égophone; pas de souffle; pas de fièvre.

Applications successives de vésicatoires.

27. — Murmure vésiculaire s'entend dans toute la hauteur.

9 mai. — Les signes de l'épanchement ont disparu.

15 mai. — Sortie de l'hôpital. Quelques signes suspects au sommet droit.

Observation X, Vigier (2) (résumée).

Hôpital de la Pitié. Service de M. Lasègue, 1872.

Signes manifestes de tuberculose au sommet droit chez un homme encore jeune.

1. Béhier. *Loc. cit.*
2. Vigier, *loc. cit.*

Submatité, expiration prolongée, craquements. Quinze jours après l'entrée du malade à l'hôpital, apparition brusque d'un pneumothorax, douleur vive, dyspnée, etc. Souffle amphorique, sonorité exagérée, tintement métallique, succussion hippocratique.

Dix jours après, l'épanchement pleural augmente; le souffle amphorique diminue. Succussion persiste. Vingt-neuf jours après le liquide diminue; pas de tintement métallique, ni la voix ni la toux ne sont amphoriques; la succussion toutefois persiste. Enfin trois mois après, plus de succussion, disparition presque totale de l'épanchement. La respiration s'entend dans toute l'étendue du poumon.

Malheureusement l'état général est mauvais.

Observation XI, Vigier (1) (résumée).

Il s'agit d'un maçon, âgé de 30 ans. Antécédents tuberculeux du côté de sa mère. Début de la tuberculose deux ans avant son entrée à l'hôpital. Un mois avant cette époque, il avait, sans symptômes brusques importants, constaté un bruit de flot lorsqu'il se remuait. A son entrée on constate des signes manifestes de tuberculose aux deux sommets; à gauche sonorité exagérée; souffle et voix amphoriques; tintement métallique; succussion hippocratique. Un mois après, plus de souffle ni de tintement métalliques, mais persistance de la fluctuation thoracique. Deux mois après plus de succussion, légère quantité de liquide à la base; persistance d'adhérences.

Observation XII, Vigier (résumée).

X..., voyageur de commerce, 25 ans. Apparition du pneumo-thorax, cinq mois après le début probable de la tuberculose pulmonaire. Souffle amphorique, tintement métallique. Le surlendemain, dispari-

1. Vigier, *loc. cit.*

tion du tintement métallique. Quinze jours après, épanchement liquide plus abondant ; diminution du souffle amphorique qui n'est plus qu'un vrai bourdonnement ; persistance de la succussion hippocratique. Le malade peut facilement constater lui-même le phénomène lorsqu'il exécute quelques mouvements. Un mois après plus de succussion. Le liquide se résorbe en quantité notable.

Observation XIII, Vigier (résumée).

Hôpital Saint-Antoine. Service de M. Dumontpallier.

Hydropneumothorax manifeste, de septembre 1872, à février 1873. Cinq thoracentèses ; épanchement purulent non fétide. A la quatrième les signes de fistules persistaient encore, mais après la cinquième la cicatrisation fut assez rapide. Le malade guérit.

Observation XIV (résumée).

Thèse de Vieuille. — Paris, 1876.

X..., âgé de 35 ans, infirmier à l'hôpital de Rochefort ; depuis 1870, il a présenté tous les symptômes d'une tuberculose au début. En janvier 1872, hémoptysie assez abondante ; en avril, après un laps de temps assez long passé sans examen de la poitrine, on trouve dans le côté droit tous les signes réunis d'un épanchement abondant de liquide et de gaz.

Voussure considérable des espaces intercostaux ; immobilité du côté droit du thorax.

Absence de vibrations dans les deux tiers inférieurs du poumon ; matité considérable dans presque toute la hauteur du poumon. A l'auscultation, souffle amphorique au sommet droit.

Tintement métallique ; succussion hippocratique perçue par le malade lui-même. M. Barthélemy fait une première thoracentèse et retire 2500 grammes d'un liquide clair, limpide, mousseux, accompagné de nombreuses bulles de gaz. Nouvelle ponction dix jours après qui donne issue à 3500 gr. d'un liquide absolument semblable au précédent. Les jours suivants, en même temps que disparaît la matité, le murmure respiratoire reparaît ; le souffle amphorique a disparu, le tintement métallique ne se perçoit plus. Longtemps après, la guérison définitive a pu être constatée.

Observation XV (résumée). — Vieuille.

X..., 21 ans, matelot.

Cet homme est porteur d'un épanchement pleurétique de moyenne abondance, occupant le tiers inférieur de la cavité pleurale ; absence de vibrations, matité, égophonie. Souffle amphorique au sommet du poumon. Pas de râles, pas d'expectoration. Entré le 13 juillet, on constate le 16 une augmentation notable dans la quantité de liquide épanché. Le 21, on perçoit un bruit de tintement métallique et la succussion, aussitôt pratiquée, donne lieu au bruit de flot.

Voussure précordiale ; cœur dévié à droite. Dyspnée extrême. Thoracentèse le 26 avec l'appareil Dieulafoy ; issue de 100 grammes de liquide séreux et d'une grande quantité de gaz. Phénomènes fébriles intenses le soir de l'opération. Dès le lendemain, amélioration de l'état général. Au mois de septembre, on constate que la matité persiste toujours dans le tiers inférieur du poumon ; dès le lendemain de la ponction, tous les bruits métalliques avaient disparu. Depuis lors, le malade a été revu et l'on a pu constater tous les signes d'un épanchement pleurétique chronique, mais pas un seul de pneumothorax. La fistule pulmonaire doit être oblitérée.

« Cette observation est loin d'être aussi complète que nous le voudrions, car car bien des points d'auscultation, surtout ceux constatés au début, font défaut ; l'on ne voit pas nettement le moment de l'apparition du pneumothorax ;

quoi qu'il en soit, nous pouvons constater la guérison très-nette d'un hydropneumothorax transformé en pleurésie chronique. »

Observation XVI (résumée).

Duguet. Thèse de Penet. Paris 1878.

Homme âgé de 25 ans; pas d'antécédents héréditaires tuberculeux ; depuis quelques années il tousse fréquemment, hémoptysie quelque temps avant l'apparition du pneumothorax qu'on constate à son entrée à l'hôpital. Du côté gauche, matité dans le tiers inférieur du poumon, sonorité exagérée au-dessus ; souffle amphorique ; bruit d'airain, succussion hippocratique.

Un mois après les bruits amphoriques sont beaucoup moins nets. Sept semaines après le début, toute trace de la présence de gaz dans la plèvre a disparu ; épanchement pleural persiste. Après une amélioration temporaire, l'epanchement est devenu si abondant que trois mois et quelques jours après le debut du pneumothorax on pratique la thoracentèse qui permet de retirer 1300 grammes de liquide séro-purulent. Nouvelle ponction sept jours après, les viscères déviés ont repris leur position normale, 1400 grammes de liquide analogue au premier. Un an après, l'épanchement qui avait presque disparu est assez abondant pour nécessiter probablement une troisième ponction.

Observation XVII (résumée) Bernheim (1).

Il s'agit d'une femme âgée de 24 ans, domestique. Antécédents tuberculeux manifestes. Elle entre à l'hôpital le 10 décembre 1873 pour une pleurésie occupant tout le côté droit du thorax ; matité,

1. Bernheim. *Clinique médicale*, 77.

égophonie, absence des vibrations. Six mois auparavant elle avait été atteinte subitement de pneumothorax du côté droit, à son entrée à l'hôpital le pneumothorax avait été donc transformé en une pleurésie chronique avec épanchement très abondant. Formation d'un abcès costal quelque temps après, transformation purulente de l'épanchement. Mort, onze mois après la perforation. L'autopsie revèle la présence d'un petit orifice pulmonaire situé au niveau d'un petit mammelon près de la quatrième côte en arrière; pas de fausses membranes au niveau de la fistule.

« Cette observation, ajoute Bernheim, semble démontrer que la fistule peut se fermer sans l'intermédiaire de fausses membranes, aplatie seulement par la compression due à l'épanchement.

Observation XVIII (personnelle).

(Service de M. Siredey).

Le nommé Vriole Pierre, âgé de 29 ans, journalier, entre le 22 mai 1882 à l'hôpital Lariboisière, salle Saint-Augustin, lit n° 21 bis.

Antécédents héréditaires; son père et sa mère sont encore vivants et bien portants : pas d'accidents pathologiques chez les collatéraux. Pas de maladies antérieures. En 1870, fièvres intermittentes, mais depuis aucun accident. Il s'enrhume facilement, tousse habituellement depuis quelques hivers; jamais d'hémoptysie; pas de sueurs nocturnes. Il y a huit jours, lundi 15, le malade a été pris de quelques frissons, de malaise, puis sans cause connue, il a ressenti une douleur vive dans le côté gauche de la poitrine; dyspnée subite, angoissante qui n'a fait qu'augmenter les jours suivants.

A son entrée à l'hôpital, le malade ressent encore une angoisse respiratoire très accusée. La respiration est fréquente. Les lèvres, la face, les extrémités sont froides, cyanosées.

Le côté gauche du thorax est dilaté, immobile; les vibrations thoraciques sont abolies; sonorité tympanique dans tout le côté gauche, excepté à la base où l'on constate une matité peu étendue cependant. Le malade est couché sur le côté gauche.

A l'auscultation, on entend un souffle amphorique très prononcé dans toute l'étendue du poumon gauche, en avant et en arrière; abolition complète du murmure respiratoire qui persiste cependant sous la clavicule. Bruit d'airain manifeste. Succussion hippocratique. Tintement métallique.

Le foie est abaissé de 3 à 4 travers de doigt, la rate descend dans l'abdomen et l'on peut presque facilement la saisir à pleine main; elle est de 10 à 12 cent. plus bas qu'à l'état normal. Les battements du cœur s'entendent à droite du sternum, absence complète à gauche. Analgésie légère du côté gauche, œdème léger des parois thoraciques du même côté. Albuminurie très légère.

Pas de signe de tuberculose pulmonaire avancée; expiration prolongée et rude au sommet droit, quelques râles disséminés, perceptibles surtout après de fortes inspirations. Crachats nummulaires, sans odeur caractéristique. L'haleine n'est nullement fétide.

La dyspnée et la cyanose s'accusent de plus en plus les jours suivants, aussi M. Siredey, le 27 mai se décide à intervenir. La ponction est pratiquée. Issue d'une grande quantité de gaz et d'une quantité considérable d'un liquide jaune citrin, limpide qui s'écoule surtout au moment des efforts de toux. Issue de deux litres de liquide environ.

Amélioration immédiate; après la ponction, la respiration s'entend dans tout le sommet du poumon. Pas d'emphysème sous-cutané.

Le soir, la température qui jusque là avait oscillé entre 37° et 38° monte à 40°. Transpiration abondante.

Bandage compressif. Injection de morphine, 1 centigr.

28. — T. a. 39°,2. Persistance des symptômes d'auscultation qui s'entendaient avant la ponction. — Polyurie, cinq à six litres dans les vingt-quatre heures. Sueurs abondantes qui s'accompagnent d'un érythème sudoral très-étendu.

Soir, t. a. 38°,8.

29. — T. a. m. 38°,6. La polyurie est moins abondante. S. 38°,1. Elle disparaît le troisième jour.

Le 2 juin. Toute dyspnée a disparu. Le malade demande à se lever et à manger ; à l'auscultation on entend la respiration dans la moitié supérieure du poumon gauche ; le souffle amphorique n'est bien manifeste que dans les efforts de toux.

Succussion hippocratique, pas de tintement métallique, la matité a remonté à la partie inférieure. La température oscille entre 37° et 38°. Le foie ne dépasse presque plus les fausses côtes ; la rate a remonté un peu sous les fausses côtes gauches. Le cœur est toujours dévié à droite du sternum.

Le malade sort le 27 juin sur sa demande.

A cette époque, le souffle amphorique a complètement disparu ; la toux seule prend un timbre métallique ; la succussion hippocratique persiste ; la matité de la base a augmenté d'étendue et remonte dans les 2/3 inférieurs du poumon ; la respiration s'entend dans le 1/3 supérieur du poumon.

L'état général est excellent.

Nous avons eu l'occasion de revoir le malade après sa sortie et nous avons constaté la disparition complète des symptômes du pneumothorax ; plus de souffle, plus de succussion hippocratique. L'épanchement semblait avoir diminué de quantité. Les viscères, cœur, foie, rate, restent toujours un peu déplacés.

La respiration pulmonaire s'entendait dans les 2/3 supérieurs du poumon.

La fistule pulmonaire semble donc s'être cicatrisée, mais il est difficile de préciser le moment, peut-être quelques jours après la ponction, car les symptômes amphoro-métalliques ont diminué d'intensité, le tintement métallique a disparu.

Les gaz contenus dans la plèvre ont été résorbés et le pneumothorax est devenu une pleurésie chronique qui semble être en voie de guérison.

PATHOGÉNIE

Contrairement à ce que pensaient la plupart des auteurs qui ont écrit au commencement du siècle et jusqu'à 1850, malgré le verdict fatal de Saussier, nous pouvons, avec la majorité des médecins actuels, atténuer dans une certaine mesure le pronostic, si grave qu'il soit, du pneumothorax chez les phthisiques. La cicatrisation des fistules d'origine tuberculeuse est manifeste.

Il nous reste à comprendre le processus par lequel la guérison s'opère.

L'étude des observations que nous avons énumérées et exposées pourra nous permettre dans une certaine mesure de nous rendre compte de ce qui doit se passer.

Le pneumothorax n'apparaît pas chez tous les tuberculeux indifféremment; il se montre de préférence dans les formes à marche rapide, et ce fait d'observation vulgaire est facile à comprendre. Dans les cas où les lésions tuberculeuses évoluent lentement, il est bien rare de ne pas trouver du côté des plèvres un travail d'inflammation chronique; des adhérences nombreuses entre le poumon et la paroi thoracique s'établissent, surtout au sommet, et l'on comprend dès lors que la cavité pleurale oblitérée n'existe, pour ainsi dire, pas.

Dans les cas où l'autopsie a permis de constater la perforation pulmonaire, on a vu qu'elle se produisait presque toujours dans le lobe supérieur du poumon. Saussier, sur 57 cas de pneumo-thorax, a trouvé 38 perforations au sommet, 7 à la partie moyenne, 12 à la partie inférieure.

Il faut encore remarquer que ce n'est pas exactement au sommet que se produit la fistule, mais à la réunion du lobe supérieur et du lobe moyen ; Louis a constaté que dans les 5/6 des cas la perforation se faisait au niveau de la quatrième ou cinquième côte ; c'est presque toujours là qu'apparaît la douleur vive, aiguë, symptôme initial du développement du pneumothorax. Comment s'opère la cicatrisation de la fistule ?

Remarquons d'abord que dans la plupart des cas la caverne tuberculeuse qui se perfore est d'un petit volume, superficielle, et que c'est là une des conditions de guérison. Stokes pensait, au contraire, que les malades vivent d'autant plus longtemps que la perforation est plus large, celle-ci permettant une issue facile de l'air au dehors de la plèvre, où son accumulation produirait une compression mortelle. C'est là du moins une opinion étrange.

Woillez (1) pense que « ces adhérences anciennes maintenant les deux plèvres rapprochées l'une de l'autre favorisent leur agglutination au pourtour de la fistule. »

Si des adhérences anciennes n'existent pas, les deux bords de la fistule peuvent pour une cause ou l'autre rester accolés l'un à l'autre et la cicatrisation s'obtient ainsi ; on comprend que, si l'orifice siège au niveau d'une scissure inter-lobaire, ou si le poumon est totalement refoulé dans la gouttiére costo-vertébrale, ces conditions puissent être remplies.

1. Woillez. *Loc. cit.*

Béhier (1) fait jouer dans ces cas là un grand rôle à l'épanchement qui survient quelques jours après le début du pneumothorax; Bernheim (2), Vigier (3), Pernet (4) rapportent des observations à l'appui de cette thèse. Celle que nous relatons ici semble être également bien concluante (Obs. XVIII).

L'épanchement en augmentant graduellement finit par immerger la fistule et favorise, on le comprend, la formation de fausses membranes, en même temps qu'il immobilise le poumon; la fistule une fois fermée, il n'est pas rare de voir l'épanchement gazeux diminuer, disparaître et plus tard le liquide contenu dans la cavité pleurale être résorbé quelquefois en totalité (Obs. V, VII, X, XI, XV).

Aron (5), cependant, cite un cas où l'épanchement fut très abondant, mais après la résorption du liquide, tous les symptômes du pneumothorax reparurent.

Il ne faudrait pas croire que dans tous les cas le liquide épanché fût un liquide purulent. Les observations où la présence d'un liquide parfaitement clair, citrin, a été constatée sont loin d'être rares (Obs. XV, XVI, XIX).

Desplats en a récemment encore signalé un nouveau cas (6).

1. Béhier. *Loc. cit.*
2. Bernheim. *Loc. cit.*
3. Vigier. *Loc. cit.*
4. Pernet. *Loc. cit.*
5. Aron. *Union médicale*, 1848.
6. Desplats. Obs. de pneumothorax avec épanchement séreux. *Journal des Sciences médicales de Lille*, juin 1879.

Chacun connaît le fait, rapporté par Trousseau (1) dans ses cliniques. Il s'agissait d'un jeune tuberculeux atteint d'hydropneumo-thorax, et à qui le savant médecin de l'Hôtel-Dieu pratiqua l'opération de l'empyème. Grand fut son étonnement lorsqu'il ne vit sortir de la cavité thoracique qu'un liquide clair, ne contenant pas de pus.

L'explication de ce fait, que le liquide peut ainsi rester longtemps sans s'altérer, inoffensif pour l'organisme, serait la suivante pour Bernheim (2) : « L'air remplit la cavité pleurale et refoule le poumon ; la fistule peut être aplatie par compression ou elle donne issue à un peu de muco-pus qui tombe dans le fond de la cavité pleurale. Puis, la plèvre, irritée par l'air, sécrète de la sérosité ou du pus ; toujours le pneumo-thorax est suivi d'hydropneumo-thorax ; cet épanchement secondaire s'accumule dans le cul-de-sac inférieur de la cavité pleurale. Il y a donc dans cette cavité deux couches, l'une inférieure constituée par un liquide, l'autre supérieure constituée par les gaz ; ces deux couches sont superposées, elles ne se mêlent pas ; l'épanchement n'est pas agité avec l'air. »

La non altération du liquide épanché tiendrait à deux causes, la première, c'est que l'air suivant dans les poumons un assez long trajet, laisse déposer les particules irritantes qu'il peut contenir, il subit une espèce de filtration. La seconde, c'est que l'air qui arrive dans la cavité pleurale est chargé d'acide carbonique, or l'acide carbonique est un antiseptique.

1. Trousseau. *Clinique médicale de l'Hôtel-Dieu*, tome I, 5me édition.

2. Bernheim. *Leçons de clinique médicale*, 1877.

Quelle que soit la valeur de ces diverses explications, qu'il nous suffise d'avoir constaté le fait ; il est fréquent, nous l'avons vu, et cette qualité du liquide épanché ne doit pas être sans jouer un certain rôle dans l'oblitération de la fistule pulmonaire.

Citons encore un cas observé par Bernheim (1) où les symptômes du pneumo-thorax avaient entièrement disparu, quoique la fistule ne fût pas recouverte de fausses membranes ; une simple oblitération due à l'accolement des bords de l'orifice avait suffi pour produire une amélioration qui était presque une guérison. L'autopsie démontra l'existence d'une fissure linéaire très petite mais qui n'était pas cicatrisée.

En terminant ce chapitre, nous ne saurions mieux faire que de citer ces paroles de M. le professeur Jaccoud (2) qui semblent bien résumer la question : « Dans ces cas heureux, un épanchement liquide a lieu ; à mesure qu'il augmente, le gaz est résorbé, et l'hydropneumo-thorax finit par être transformé en une pleurésie qui guérit. Cette évolution rare est toujours longue ; la guérison peut n'être complète qu'au bout de quelques mois. »

1. Bernheim. *Loc. cit.*
2. Jaccoud. *Pathologie interne*, t. II.

SYMPTOMATOLOGIE

Nous n'avons pas l'intention de passer ici en revue tous les symptômes du pneumothorax et d'étudier sa marche clinique ; ce serait dépasser le but que nous nous sommes proposé et nous voulons seulement chercher à nous rendre compte de la façon dont la guérison devient manifeste pour le médecin. Peut-on prévoir une issue favorable ? Y a-t-il des signes manifestes d'oblitération de la fistule pulmonaire ? Telles sont les questions que nous nous proposons de chercher à résoudre.

La durée de la vie après la production du pneumothorax est excessivement variable et l'on peut, avec Vigier, considérer quatre types cliniques bien distincts et bien nets. La mort peut survenir très rapidement quelques heures, quelques jours après l'apparition de ce redoutable accident. Dans d'autres cas, les symptômes asphyxiques une fois atténués, l'organisme s'habitue peu à peu à la suppression du fonctionnement d'un de ses organes les plus essentiels ; le poumon sain suffit à l'hématose, mais il faut pour cela que les lésions tuberculeuses aient respecté son parenchyme ; il n'est pas rare de voir un phthisique continuer à vivre [illegible] pneumothorax pendant plusieurs semaines, quelquefois plusieurs mois ; de nombreux cas analogues sont cités par tous les auteurs. Sur 51 cas observés par Saussier la durée a été 5 fois de quelques heures à un jour, 14 fois de un à dix jours, 11 fois de dix jours à un mois, et 21 fois de plus d'un mois.

Si le malade ne succombe pas aux phénomènes asphyxiques, si le poumon resté sain est en état de subvenir seul au travail de l'hématose, on peut malgré cela voir survenir des accidents redoutables. L'épanchement devient purulent, fétide dans quelques cas, puis la fièvre hectique ne tarde pas à amener la mort dans un espace de temps plus ou moins long.

Enfin dans quelques cas, malheureusement trop rares et que nous avons rapportés ici au commencement de notre travail, on voit une guérison définitive survenir. Quels sont les symptômes observés dans pareils cas?

Quelques jours après le début et les phénomènes aigus, importants, de l'apparition du pneumothorax, on peut constater à la partie inférieure de la cavité thoracique la formation d'un épanchement qui se révèle à l'observateur par une matité plus ou moins étendue; quelquefois les phénomènes d'asphyxie s'atténuent, mais dans d'autres cas cependant ils persistent, menaçants (obs. XVIII), et le médecin est alors forcé d'intervenir.

Remarquons que l'épanchement qui se forme dans la deuxième période du pneumothorax est un épanchement le plus souvent séreux lorsque la guérison survient plus tard. Presque toutes les observations que nous relatons ici, et où il a été permis de constater la nature du liquide, ont montré que c'était la règle générale, et nous pensons que c'est une des conditions essentielles de la cicatrisation de la fistule et de la résorption de cet épanchement (obs. XV, XVI, XIV).

Dans l'observation de Legendre (obs. VIII), ce médecin distingué a pu constater jusqu'à la précision complète l'absence de tout liquide dans la cavité pleurale. Sa présence n'est donc pas absolument indispensable; nous avons du reste attiré déjà l'attention sur ce point dans notre chapitre de la pathogénie.

L'épanchement liquide est plus ou moins abondant ; sa quantité varie de un à deux litres, quelquefois davantage et l'on a dû recourir alors à la thoracentèse pour vider la cavité pleurale (obs. XV).

Signalons une particularité qui paraît assez importante : l'étendue de la matité n'est pas souvent en rapport avec la quantité de liquide épanché. Skoda (1) évaluait cette quantité au double de ce qu'indiquait la percussion. D'après Moutard-Martin (2), le poids du liquide refoule le diaphragme qui se renverse et sa convexité devient inférieure pour former une poche dans laquelle s'accumule le liquide. Nous avons pu chez notre malade (obs. XVIII) observer un fait semblable ; tandis que la percussion ne dénotait qu'une matité inférieure peu étendue, la thoracentèse a permis l'issue de plus de deux litres de sérosité.

En même temps qu'augmente l'épanchement liquide, l'épanchement gazeux diminue, soit que le gaz contenu dans la cavité de la plèvre puisse retourner dans les voies aériennes par l'orifice de la fistule encore béante, soit qu'il puisse être résorbé, si cette dernière est cicatrisée.

Les signes fournis par l'examen physique de la poitrine

1. Skoda. *Traité de la percussion.*
2. Moutard-Martin (*Gazette des hôpitaux*, 25 avril 1867).

dénotent également des particularités remarquables. Pendant un certain temps les bruits amphoriques continuent à persister mais avec une intensité bien moindre ; le tintement métallique le premier disparaît, puis la respiration qui ne s'entendait qu'au sommet du poumon peut être constatée dans le tiers ou la moitié supérieure de cet organe, en même temps que les bruits pulmonaires perdent leur caractère amphorique. La succussion hippocratique seule persiste pendant longtemps encore, c'est le seul signe qui permet de reconnaître la présence de gaz dans la cavité pleurale, enfin elle disparaît à son tour également.

Il est difficile de préciser exactement le moment où la fistule pulmonaire est cicatrisée, car l'explication de la production des bruits amphoriques et métalliques n'est pas la même pour tous les auteurs.

Laënnec (1) pensait que la constatation de ces bruits dénotait sûrement une communication de la plèvre avec l'air extérieur. « Le tintement métallique, dit-il, dépend toujours de la résonnance de l'air, agité par la respiration, la toux ou la voix, à la surface d'un liquide qui partage avec lui la capacité d'une cavité contre nature formée dans la poitrine. » Nous ne voulons pas ici rapporter toutes les discussions qui se sont produites sur ce petit point de l'auscultation pulmonaire, ce serait aller trop loin ; disons seulement que Beau en 1834 (2), de Castelnau en 1841 (3), Woillez en 1853 (4), puis Grisolle dans son

1. Laënnec. *loc. cit.*
2. Beau. *Archives de médecine* 1834.
3. Castelnau. Archives 1841.
4. Woillez. *loc. cit.*

Traité de pathologie, sont d'accord pour reconnaître, en se fondant soit sur des preuves expérimentales, soit sur des faits cliniques, que la communication de la cavité pleurale avec les bronches est nécessaire pour la production des bruits amphoro-métalliques.

Skoda et Monneret, au contraire, pensent que la présence d'une fistule n'est pas indispensable pour la production soit des bruits amphoriques, soit du tintement métallique ; ces derniers se produisent, suivant l'expression de Skoda, par consonnance, mais il ajoute qu'ils sont moins nets, moins accentués que lorsque la perforation existe.

Béhier dans ses cliniques, puis M. le professeur Jaccoud dans son Traité de pathologie pensent que l'interposition d'une couche d'air modifie suffisamment les bruits broncho-pulmonaires dans leur trajet du poumon à l'oreille pour qu'ils prennent le timbre amphoro-métallique. La constatation du tintement métallique ne serait pas pour ces auteurs l'indice certain de l'existence d'une fistule pulmonaire.

Il nous sera donc difficile, par le simple examen physique du malade, d'affirmer l'époque de la cicatrisation de la perforation ; toutefois, si nous relisons attentivement les observations que nous avons relatées dans notre travail, nous pouvons voir que dans presque tous les cas, le tintement métallique, le souffle amphorique, ont disparu tour à tour au bout de quelque temps, quoique la présence de l'air dans la cavité pleurale se manifestât d'une façon certaine par la succussion hippocratique ; il nous sera peut-être permis de supposer que la disparition de ces bruits ou du moins une diminution dans leur intensité est en rapport avec l'oblitération de la fistule, que celle-ci soit réellement cicatrisée ou que son orifice soit simplement recouvert par le liquide épanché.

Quoi qu'il en soit, l'augmentation dans la quantité de liquide sera presque toujours l'indice d'une issue favorable.

L'haleine, les crachats n'offrent, dans les cas où la perforation existe, aucun caractère particulier ; il n'en serait pas de même si la fistule s'était faite de la plèvre dans les bronches.

En résumé, nous n'avons pas de signe certain de l'obturation de la perforation, et ce n'est que sur la marche ultérieure du pneumothorax que des présomptions favorables pour l'issue da la maladie pourront être établies.

La durée de la guérison n'est sujette à aucune règle ; elle peut varier de quelques semaines à plusieurs mois ; elle est donc toujours fort longue.

Une fois la fistule oblitérée, que devient l'épanchement? Dans un grand nombre de cas, il se résorbe au bout d'un temps plus ou moins long ; dans d'autres circonstances, il persiste et l'on est obligé alors de recourir à la thoracentèse (obs. XIV, XV), mais il n'est point rare de le voir se reproduire. Il est séreux, nous l'avons dit, dans la plupart des cas où la guérison a été obtenue et où, en même temps, on a pu constater ses caractères.

Dans quelques cas cependant, il est purulent ou séro-purulent (obs. XIII, XVI) et nonobstant, la guérison a été obtenue sans autre intervention que la simple thoracentèse.

Il n'en est pas toujours de même et l'on a dû, dans quelques cas, alors pratiquer l'opération de la pleurotomie. Si elle réussit souvent dans les cas de pleurésie purulente simple ou ouverte dans les bronches, il n'est est pas ainsi dans les cas de pyopneumothorax tuberculeux et il est rare de voir survenir la guérison ; nous n'en n'avons, du moins, pas trouvé dans la littérature médicale d'exemple probant ; nous ne sommes pas en droit de nier la guérison dans de telles circonstances, et peut-être plusieurs cas d'empyèmes avec fistules pulmonaires, traités par la pleurotomie, pourraient-ils être considérés comme des cas de pyopneumothorax tuberculeux.

INDICATIONS THÉRAPEUTIQUES

La plupart des auteurs conseillent de ne pas intervenir dans le pneumothorax d'origine tuberculeuse. Itard écrivait :

« Le pneumothorax n'offre que des indications négatives et s'il est permis de le recommander à l'attention des médecins, c'est bien moins pour les occuper de sa curation que pour les garantir de méprises où il pourrait les entraîner. »

Il est certain que dans les cas où la tuberculose est très avancée, ce serait faire subir au malade une opération inutile que de vouloir intervenir. Mais dans les cas que nous avons étudiés ici et qui sont malheureusement peu fréquents, il n'en est pas toujours de même et l'expectation n'est pas l'unique rôle que le praticien doit avoir en vue.

Le plus fréquemment, si la guérison survient, elle est spontanée, et dans les observations que nous avons recueillies, on peut voir qu'il en a souvent été ainsi.

Que doit donc faire le médecin en face de cas semblables ?

L'épanchement séreux jouant, à notre avis, un grand rôle dans la guérison des fistules pulmonaires, tuberculeuses, il nous semble indiqué de ne pas recourir à la thoracentèse d'une façon prématurée. Si toutefois les accidents asphyxiques sont imminents, quoique rien ne fasse prévoir la cicatrisation de la perforation il ne faudra pas hésiter à ponctionner la cavité pleurale et l'on pourra voir survenir quelquefois une amélioration notable (obs. XVII).

Si, au contraire, rien ne menace l'existence du malade, il nous semble indiqué d'attendre quelque temps, et si l'épanchent liquide ne se résorbe pas on pourra alors pratiquer la thoracenthèse. Dans qnelques cas l'épanchement est purulent (obs. XIII, XVI) et malgré cela la guérison a été obtenue avec la simple ponction. Il ne faudrait recourir à l'opération de la pleurotomie que dans les cas où le pus retiré par la ponction serait fétide, ou lorsque le malade présenterait des phénomènes de résorption putride.

Aron conseillait des injections iodées dans la cavité pleurale après la ponction, mais cette méthode reste le plus souvent inefficace, et il est préférable encore dans ces cas où l'épanchement devient fétide et entraîne des accidents graves, de recourir à l'opération de la pleurotomie.

CONCLUSIONS

1° Le pneumothorax d'origine tuberculeuse peut guérir, lorsque les lésions pulmonaires sont peu avancées.

2° L'épanchement qui dans ces conditions favorise la cicatrisation de la fistule pulmonaire est le plus souvent séreux. L'oblitération de la perforation peut cependant se faire sans production d'épanchement, par suite du développement de fausses membranes et soudure des deux plèvres.

3° La fistule pulmonaire peut se fermer au bout de quelques jours seulement, le plus souvent au bout de quelques semaines.

4° Il est difficile de préciser le moment exact de la cicatrisation de la fistule, mais la disparition des bruits amphorométalliques, ou du moins une diminution dans leur intensité, la disparition du tintement métallique, l'augmentation de l'épanchement liquide, pourront mettre sur la voie du diagnostic.

5° La thoracentèse dans ces cas ne doit être faite que tardivement, lorsque l'épanchement ne se résorbe pas, et en tout autre temps lorsqu'il y a menace d'asphyxie.

6° Il faut toujours recourir à la thoracentèse avant de pratiquer la pleurotomie, l'épanchement étant fréquemment séreux.

Dans quelques cas rares, où il était purulent, elle a suffi pour produire la guérison complète.

INDEX BIBLIOGRAPHIQUE

Itard. — Dissertation sur le pneumothorax ou les congestions gazeuses qui se font dans la plèvre. Th. Paris, 1803.

Beau. — Archives de médecine, 1834.

Laënnec. — Traité d'auscultation. Tome II.

Saussier. — Thèse, Paris, 1841.

Woillez. — Mémoire sur la guérison spontanée des fistules pul monaires. Archives de médecine, 1853.

Chalmers. — Guy's hospital reports, 1852.

Culmam. — Thèse de Strasbourg, 1852.

Legendre. — Bulletin de la Société médicale des hôpitaux. Tome II, 1801.

Aran. — Union médicale, 1848.

Boisseau. — Pneumothorax sans perforation. Archives de medecine, 1867.

Proust. — Du pneumothorax essentiel, thèse Paris, 1862.

Graves. — Clinique médicale. Annotations de M. Jaccoud.

Béhier. — Conférence de clinique médicale de la Pitié 1861-1862.

Biermes. — Extrait in Gaz. hebd. 1861.

Barth et **Roger**. — Traité d'auscultation.

Grisolle. — Pathologie interne, tome II.

Jaccoud. — Pathologie interne, tome II.

Bernheim. — Clinique médicale, 1877.

Vigier. — Pneumothorax chez les phthisiques. Thèse Paris, 1873

Jaccoud. — Pneumothorax sans perforation Gaz. hebd. 1864.

Peyrot. — Thèse de Paris 1876, page 57.

Vieuille. Thèse de Paris, 1876.

Pemet. — Contribution au traitement du pneumothorax. Thèse, Paris, 1878-1880.

Imp. A. DERENNE, Mayenne. — Paris, boulevard Saint-Michel, 52.

210

www.ingramcontent.com/pod-product-compliance
Ingram Content Group UK Ltd.
Pitfield, Milton Keynes, MK11 3LW, UK
UKHW021958260726
13994UKWH00004B/1827

9 782329 140308